HILFE

Ich habe Schmerzen

Ratgeber für Schmerzbekämpfung auf natürliche
Art und Weise

Autorin: Kristin de Mar

Impressum, Herausgeber und Copyright:

INFO-Verlag

H. Graf

Box: 101337

Züricherstrasse 161

8010 Zürich

Schweiz

INFO-VERLAG@IST-EINMALIG.DE

Urheberrecht:

Weitere Bücher der Autorin können Sie auf der folgenden Homepage bestellen:

http://kristindemar.jimdo.com

Einige Titel:

HILFE WIE FINDE ICH MEINEN TRAUMPARTNER

HILFE ICH BIN ZU SCHÜCHTERN

HILFE MEIN KIND IST ZU DICK

HILFE ICH BIN ZU DICK

HILFE WIR BEKOMMEN EINE KATZE

HILFE ICH BRAUCHE DRINGEND GELD

HILFE ICH HABE ANGST

EROTISCHE GUTE NACHT GESCHICHTEN

INHALTSVERZEICHNIS

KURZBESCHREIBUNG

Jeder Mensch hat irgendwann im Laufe seines Lebens Schmerzen. Schmerz fühlt sich bei zwei Personen immer unterschiedlich an. Was eine Person aushält, ist für die andere Person unerträglich. Jede Person hat einen anderen Schmerz-Level.

Die Medizin behandelt Schmerzen mit Schmerzmitteln und versucht dabei, den Schmerz zu unterbinden. Da es nicht immer nur einen Weg gibt, hat man in der heutigen Zeit viele Methoden, um sich selbst zu helfen. Man hat die freie Wahl.

Dieses Buch sollte keine Aufforderung sein, nicht mehr zum Arzt zu gehen. Es sollte eher ein Gedankenanstoß dafür sein, wie viele Möglichkeiten man heute zur Schmerzbekämpfung hat. Oft schafft man schon mit einigen Kleinigkeiten seinen Körper wieder in Einklang zu bringen. Die beste Methode ist sicherlich die herkömmliche Medizin, kombiniert mit der Naturheilkunde. Das Beste von beiden Seiten mitnehmen, diese Möglichkeit sollte man wirklich nutzen.

Viele Personen wissen gar nicht, wie man mit einfachen Mitteln Schmerzen auskuriert. In diesem Buch habe ich Ihnen einige Tipps aufgezählt, mit denen Sie Ihre Schmerzen schnell wieder in den Griff bekommen.

Natürlich sind es nur einige Methoden und Mittel, die ich Ihnen aufzählen konnte, es würde mich ansonsten 50 Jahre kosten, alle Mittel, die die Menschheit zur Verfügung hat, aufzuzählen.

Vielleicht kann ich Ihnen hiermit einen neuen Zugang zur Schmerzbekämpfung bieten.

KAPITEL 1

Was sind eigentlich Schmerzen?

Es gibt viele verschiedene Arten von Schmerz. Schmerzen werden von jeder Person anders empfunden, deshalb ist es auch extrem schwierig, Schmerzen zu beschreiben und zu erklären. Es kommt immer darauf an, was die betroffene Person unter Schmerz versteht. Jeder Mensch empfindet Schmerzen ganz unterschiedlich und jeder hat eine andere Schmerzgrenze. Schmerz ist nicht gleich Schmerz. Was für eine Person extrem schmerzhaft sein kann, ist für eine andere Person durchaus auszuhalten.

Die Internationale Gesellschaft für Schmerzforschung beschreibt Schmerzen wie folgt: „Ein unangenehmes Empfinden, ein emotionales Erlebnis, das den eigenen Körper aus dem Gleichgewicht geraten lässt".

Schmerzen werden in zwei Kategorien eingeteilt: In den akuten Schmerz und in den chronischen Schmerz.

Der akute Schmerz kommt plötzlich und will uns mitteilen, dass irgendetwas mit unserem Körper nicht in Ordnung ist. Er kommt häufig und in kurzen Intervallen vor. Akute Schmerzen können schwach oder stärker ausfallen, je nachdem wie es der betroffene Mensch gerade empfindet.

Akuter Schmerz trifft meistens bei Unfällen oder plötzlich auftretenden Krankheiten auf.

Akute Schmerzsituationen: gebrochene Knochen, Zahnschmerz, Operationen, Geburten, Verbrennungen, Blinddarmentzündungen oder Schnittverletzungen.

Von diesen Verletzungen wissen die meisten Menschen, dass sie schmerzvoll sind, ganz egal, ob sie diese Schmerzen schon erlebt haben, oder auch nicht. Die meisten Personen werden diese Art von Schmerzen mehrmals in ihrem Leben kennenlernen. Wenn das Problem des Schmerzes behoben wird, sind auch die Schmerzen in der Regel beseitigt.

Es kann auch vorkommen, dass Akuter Schmerz, der nicht behandelt wird, zum chronischen Schmerz mutiert. Die meisten Personen reagieren auf Schmerzen mit Angst, Unsicherheit und Ruhelosigkeit. Die Ungewissheit lässt einen in der Regel nicht zur Ruhe kommen.

Chronischer Schmerz ist anhaltend und kommt immer wieder. Es ist eine Art Empfinden, das trotz Behandlung immer wieder spürbar ist. Es kann vorkommen, dass der chronische Schmerz über Tage lang anhält und keine Erleichterung spürbar ist. Meistens sind es Auswirkungen einer chronischen Krankheit, wie Arthritis oder Krebs, die solche chronischen Zustände hervorrufen. Chronische Schmerzen können aber auch nach Operationen auftreten.

Chronische Schmerzsituationen: Kopfschmerzen, Migräne, Arthritis, Rheuma, Rückenschmerzen oder sogar Krebs.

Die Behandlung eines chronischen Schmerzes wird durch Medikation, Physiotherapie, elektrische Stimulation oder sogar mit alternativen Methoden durchgeführt. Die alternative Medizin beinhaltet alternative Medikamente, Akupunktur, Akupressur, Massage, Yoga und Ayurveda Medizin.

Schmerzen können somatisch (körperlich) oder viszeral (bezogen auf das Innere wie Eingeweide usw.) auftreten.

Schäden an Haut, Muskeln, Bindegewebe und Gelenken führen zu somatischen Schmerzen. Man unterscheidet den Oberflächenschmerz und den Tiefenschmerz. Der

Oberflächenschmerz entsteht meistens in der Haut und der Tiefenschmerz entsteht meistens in Muskeln, Gelenken und Bindegewebe.

Der Oberflächenschmerz äußert sich in zwei Teilen. Es beginnt mit einem kurzen, scharfen, gut lokalisierbarem Schmerz, der nach einer kurzen Pause als dumpfer, brennender Schmerz wieder kommt. Ein typischer Tiefenschmerz ist der Kopfschmerz.

Bei viszeralen Schmerzen liegt die Lokalisation innerhalb der inneren Organe. Klassische Beispiele sind Nieren- oder Gallenkoliken.

Neuralgische Schmerzen werden meistens durch Verletzungen, oder Beschädigungen der Nerven ausgelöst. Dieser Schmerz ist schon deutlich schwieriger zu behandeln als andere Schmerzarten. Es gibt viele Auslöser für neuralgische Schmerzen, wie etwa Gehirnverletzungen, Gehirntumore, Diabetes oder sogar Herpes Zoster. Alkohol oder Drogen können diese Art von Schmerz auch herbeirufen.

So wie es bei den Schmerzen unterschiedliche Einteilungen gibt, hängt der Schmerz vom Alter und dem Geschlecht der Person ab. Es ist außerdem klar: Was bei einer Person hilft, gilt nicht immer als hilfreich für einen Anderen. Deshalb ist es oft sehr schwierig, einen unerklärbaren Schmerz zu behandeln.

Das ist auch der Grund, warum viele Menschen nach Alternativen zu der herkömmlichen Medizin suchen. Es werden viele unterschiedliche Methoden angeboten und wir werden in diesem Buch einige davon durchleuchten.

KAPITEL 2

Klassische Medizin in Europa

Die Art der medizinischen Behandlungen die, in Europa vollzogen werden, bewegen sich im Bereich des Legitimen. Das heißt, dass die westliche Medizin als erfahrene, seriöse Methode anerkannt wird. Werden andere Methoden, wie die Alternativmedizin oder die fernöstliche Medizin angewandt, spricht man von nicht anerkannter, fremder Medizin. Man darf aber nicht vergessen, dass die fernöstliche Medizin immer mehr an Bedeutung gewinnt, auch in Europa.

Bezeichnet man die alternativen Heilmethoden als unseriös, heißt das nur, dass diese Art von Medizin nicht anerkannt wird, weil es keinerlei Studien gibt, die ihrer Heilerfolge vorweisen können. Dies heißt wiederum nicht, dass sie wirkungslos ist. Diese Heilmethoden werden von der klassischen Medizin oft als Humbug bezeichnet, werden aber von der Menschheit immer mehr in Kombination mit der klassischen Medizin angewandt.

In vielen Staaten bekommen nur Personen, die es sich leisten können, eine einwandfreie Behandlung. Das heißt, Personen, die in der Lage sind hohe Versicherungsraten zu zahlen oder Personen, die sich einen Privatarzt leisten können. Es ist von Staat zu Staat unterschiedlich, welche Behandlungsmethoden angeboten werden und wieviel eine Person selbst zusteuern muss, um optimal versorgt zu werden. Aber in der Regel ist es in Europa so, dass für jede Person die medizinische Versorgung gewährleistet ist. Da dies nicht überall auf der Welt der Fall ist, unterscheiden sich auch die Behandlungsmethoden gewaltig.

In Europa wird die Schulmedizin selten mit der Alternativmedizin vermischt. Es gibt sicherlich einige Mediziner, die ihre Behandlungen mit Schul- und Alternativmedizin vermischen, diese Anzahl hält sich jedoch in der Minderheit. Auch ist es eine Frage des Geldes, denn alternative Behandlungen werden von den Krankenkassen nicht rückerstattet. Weshalb sich viele Patienten wiederum genötigt fühlen, die klassische Medizin anzuwenden, insofern sie sich die Alternative nicht leisten können.

Ebenso benötigen Medikamente bis zu sieben Jahre, ehe sie als Generikum auf den Markt kommen.

In Europa bleibt also die klassische Medizin das einzig Wahre. In Asien wiederum wird die klassische, chinesische Medizin mit vielen Alternativprodukten veredelt. Das heißt Akupunktur und pflanzliche Medizin harmonieren mit der alten, nachweislich erprobten Medizin im Einklang. Traditionsmedizin und Alternativmedizin gehen also in vielen Ländern Hand in Hand und erzielen die optimale Behandlung.

Es sollte sich also jeder, in Betracht seiner finanziellen Möglichkeiten, die beste Behandlung für sich und seinen Körper zukommen lassen. Der einzige Wermutstropfen ist, dass Krankenkassen Alternativmethoden nicht bezahlen. Deshalb ist auch die klassische Schulmedizin in europäischen Ländern weit verbreitet und viel konsultiert.

Üblicherweise wird in der Schulmedizin zur Beseitigung der Krankheit, ein Medikament verabreicht. Meistens wird dabei vergessen, dass Medikamente auch Nebenwirkungen erzeugen, die wiederum andere Körperregionen schädigen. In der westlichen Welt herrscht leider ein viel zu lockerer Umgang mit Medikamenten. Das heißt, es wird relativ schnell und oft zu Schmerz-oder Verkühlungsmedikamenten gegriffen. Durch den beruflichen Druck sind leider viele Personen dazu genötigt, sich mit Medikamenten vollzupumpen, um leistungsfähig zu bleiben. Das normale Auskurieren der Krankheit ist meistens zeitlich nicht möglich. Alternativmethoden wiederum benötigen Zeit und Geduld, die die heutige Zeit, leider nicht mehr mit sich bringt. Deshalb wird bei jeder Kleinigkeit zu Medikamenten gegriffen.

Man sollte aber nie vergessen, dass es immer eine Alternative gibt, insofern man die verschriebenen Medikamente nicht verträgt oder nicht einnehmen will.

Hier wiederum ist der Patient meistens auf sich alleine gestellt, da er meistens nur eine Heilmethode angeboten bekommt und oft gar nicht informiert wird, welche anderen Varianten er eigentlich noch hätte.

Andersherum kann man auch die Mediziner wieder verstehen, die sich von alternativen Methoden fernhalten. Die Gefahr einer Klage bei einem Scheitern ist allgegenwärtig und man bewegt sich immer nahe am Abgrund. Kein Arzt will seine Konzession aufgrund windiger, unerprobter Methoden aufs Spiel setzen. Das ist durchaus verständlich.

KAPITEL 3

Populäre Alternativ- und Naturmedizin gegen Schmerzen

Die Alternativmedizin hat in der heutigen Zeit eine ziemlich große Vielfalt. Sie bezieht sich nicht nur auf die östliche oder herkömmliche Medizin, sondern inkludiert auch Akupunktur, Tiefenbewusstseinsbehandlung, sowie Hypnose oder biologische Rückführung.

Ernährungsstörungsbehandlungen beinhalten Diäten, Vitamine und pflanzliche Produkte, Kräuterkunde, Homöopathie, Massagen, Therapeutik, Chiropraktik, sowie spirituelle Behandlungen.

Alternativ- oder Naturheilkunde ist sehr umfassend und inhaltsreich. Diese Art von Medizin sieht immer den Patienten als Ganzes. Zumindest sein absolutes Wohlbefinden. Die Therapie bezieht sich niemals auf nur ein bestimmtes Problem. Es wird immer der ganze Mensch in Gleichklang gebracht. Viele Menschen wollen nicht einfach irgendeine Medizin verschrieben bekommen, sondern wollen die Ursache des eigentlichen Problems erforschen. Diese Personen tendieren zur Alternativmedizin, besonders wenn es um das Thema Schmerzen geht.

Lassen Sie uns auf die bekanntesten Behandlungen in der Alternativmedizin blicken:

Die seelische Körpertherapie :

Die seelische Körpertherapie beinhaltet verschiedene Techniken, um das Unterbewusstsein zu stimulieren und somit positive Auswirkungen auf den Körper zu erzeugen. Vor allem im Bereich Schmerz ist es eine gerne angewandte Technik. Solche Techniken sind Meditationen, Entspannungstechniken, Biofeedback oder Hypnosen. Für viele Personen wirken diese Arten von Techniken einwandfrei. Es wird den Personen beigebracht, sich mit Hilfe ihres eigenen Unterbewusstseins der Schmerzen zu entledigen. Es wird dem Patienten geholfen, sich selbst und eigenständig mit den Schmerzen auseinanderzusetzen, sowie die Schmerzen mittels des Unterbewusstseins zu kontrollieren. Es wird den Patienten gelehrt, die Schmerzen einfach umzuleiten.

Akupunktur :

Die Weltgesundheitsorganisation beschreibt über 30 Krankheiten oder Zustände, die mittels Akupunktur geheilt worden sind. Der häufigste Zustand, warum sich Menschen an die Akupunktur wenden, sind chronische Schmerzen. Die traditionelle Akupunktur stammt aus China. Die Chinesen glauben, dass Blockaden gewisse Schmerzzustände auslösen können. Bei dieser Therapie werden mit hauchdünnen Nadeln gewisse Punkte stimuliert. Dies erzeugt einen reibungslosen Fluss. Akupunktur ist ein Schmerzlinderungsprozess. Wenn die Nadeln nämlich gewisse Punkte stimulieren, werden Endorphine freigesetzt. Endorphine sind des Körpers eigene Schmerzkiller.

Was passiert genau: Akupunkturpunkte sind relativ nahe an bestimmten Nerven platziert. Wenn man diese Punkte stimuliert, fühlt sich der Muskel voller an. Der Muskel sendet eine Nachricht an das Gehirn und der Rückenmarkskanal setzt Endorphine frei. Endorphine sind des Körpers eigenes Morphium, genauso wie Chemikalien, die der Körper produziert, falls er in Panik oder Stress gerät. Es sind die Endorphine und Neurotransmitter, die die Mitteilung zum Hirn blockieren und somit stoppen.

Chiropraktische Behandlungen:

Chiropraktische Behandlungen sind wirklich populär bei Rückenbeschwerden. Viele Personen, die an Knie-, Hüft- oder Genickbeschwerden leiden, suchen einen Chiropraktiker auf, um ihre Schmerzen zu beseitigen. Die Chiropraktik leitet sich von der Idee ab, durch Drehen und Wenden den Körper wieder ins natürliche Gleichgewicht zu bringen. Durch die Achsenverstellung des Körpers, behaupten Chiropraktiker, entstehen vielerlei Schmerzen in den Knien oder im Bewegungsapparat. Sollte dieses Gleichgewicht wieder hergestellt werden, lindern sich auch die Schmerzen und langfristige Probleme verschwinden.

Massagen:

Massagen bewirken neben der Entspannung auch einen ungestörten Blutfluss zu der verspannten Stelle. Durch die Stimulierung der verspannten Stelle werden die Substanzen, die sich durch die Verspannung gebildet haben, gelöst und man ist wieder beweglicher. Es gibt ganz unterschiedliche Arten von Massagen. Zum Beispiel die Reflexzonenmassage konzentriert sich auf gewisse Punkte, die bestimmten Organen zugeordnet sind. Massiert man diese Punkte, regt es das zugehörige Organ an. Die Füße oder Hände senden gewisse Impulse zu den Organen, somit werden auch diese Organe stimuliert.

Therapeutische Berührung oder Reiki:

Diese auf Handauflegen basierende Technik der Entspannung ist weit verbreitet. Nicht immer muss der ausführende Therapeut die Person berühren, es funktioniert auch mit Nähe und Wärme. Die Person wird mit der Wärme und der Heilkraft des Heilers aufgeladen und kann sich somit selbst helfen. Es ist ein ganz natürlicher Energieaustausch zwischen zwei Menschen.

Nahrungsergänzung:

Bei der Nahrungsmittelergänzung scheiden sich die Geister. Es gibt Meinungen, die auf der Grundlage basieren, jeder Mensch braucht Nahrungsergänzungsmittel, um perfekt versorgt zu sein. Anderseits gibt es die Befürworter der ausgewogenen, gesunden Ernährung, die meinen, solange man sich ausgewogen und mit frischen Lebensmitteln ernährt, nehme man genug Vitamine zu sich. Wie es aussieht muss sich hier jeder seine eigene Meinung bilden und für sich den richtigen Weg finden.

Diätergänzung:

Die Kinesiologie und einige andere pflanzliche Heilmethoden, schwören auf gewisse Diäten. Jeder Mensch verträgt gewisse Nahrungsmittel nicht optimal. Durch das Konsumieren dieser falschen Lebensmittel, werden gewisse Zustände ausgelöst. Das heißt, lässt man diese Lebensmittel weg, erholt sich der Körper nach einer gewissen Zeit und die Symptome verschwinden wieder.

All diese Naturheilmethoden sollen helfen, oder auch nicht. Jede Person muss für sich selbst herausfinden, ob eine dieser Methoden die richtige Methode für ihn ist. Es gibt jedoch viele positive Erfahrungen, die mit diesen Heilmethoden gemacht worden sind.

Ich glaube, dass die westliche klassische Medizin, kombiniert mit den verschiedensten natürlichen Heilmethoden, die beste

Kombination ist. Ganz egal, welche Heilmethode Ihnen helfen kann, das Wichtigste überhaupt sollte sein, dass der Schmerz verschwindet. Sollten Sie offen für Alternativmedizin sein, suchen Sie sich einen Mediziner, der ein offenes Ohr für beide Methoden hat. So werden Sie sicherlich am besten beraten.

KAPITEL 4

Schmerzbekämpfung auf natürlichem Weg

Wenn wir einen Schmerzkiller definieren, sind es Medikamente, die den Schmerz bekämpfen. Leider ist es bewiesen, dass Schmerzkiller langfristig Nebenwirkungen für den Körper haben. Das inkludiert auch relativ harmlose Schmerzmittel, wie Aspirin, Ibuprofen oder alle gängigen Schmerzmittel, die man rezeptfrei erhält.

Die meisten Nierenschädigungen basieren auf einer Langzeiteinnahme von Schmerzmitteln. Da die Nieren die schlechten Stoffe, die der Körper mittels Medikamente aufnimmt, filtern muss, sind die Nieren oft schwer belastet. Schon mit normalen Lebensumständen sind die Nieren und die Leber viel beschäftigt, jede zusätzliche Arbeit von Entgiftung belastet diese zwei Organe noch mehr. Außerdem darf man die Abhängigkeit, in die man bei häufiger Einnahme gelangt, nicht unterschätzen. Das ist auch der Grund, warum man Medikamente nur unter ärztlicher Aufsicht zu sich nehmen sollte. Denn nur ein ausgebildeter Mediziner weiß genau, welche Dosis des Medikaments Ihr Körper verträgt.

Jedes medikamentöses Mittel hat Nebenwirkungen, weil dem Körper giftige Stoffe zugefügt werden, die er nicht verträgt. Das heißt, es werden auf der einen Seite Probleme verhindert und auf der anderen Seite neue Probleme erzeugt. Es gibt aber auch andere Möglichkeiten, Schmerzen zu bekämpfen. In Europa ist die fernöstliche Medizin nicht so verbreitet wie in Asien oder anderen Teilen dieser Welt. Diese Medizin wird als Naturheilkunde bezeichnet und bringt viele interessante Aspekte mit sich.

Was machen Schmerzmittel eigentlich? Sie blockieren den Schmerz auf chemische Art und Weise. Man darf aber nicht vergessen, es existieren pflanzliche Mittel, die den gleichen oder einen ähnlichen Effekt erzielen können. Diese Schmerzlinderer haben weniger Nebenwirkungen und haben in der Regel ähnliche Wirkungen wie chemische Mittel.

Jeder von uns musste schon mindestens einmal im Leben körperliche Schmerzen kennenlernen. Meistens dauert es nicht lange, bis wir zur nächsten Apotheke oder zu unserem Arzt des Vertrauens rennen. Es weiß niemand so ganz genau, warum der Mensch so schnell und gut auf Schmerzmittel reagiert. Fakt ist, es wirkt und der Mensch ist in der Regel für den Moment beruhigt.

Die Schmerzreize werden in der Regel vom Ort des Geschehens zum Zentralnervensystem geleitet. Das heißt, lokale Schmerzen entstehen an Körperteilen oder an Organen und werden auch dort empfunden. Verschiedene Schmerzmittel arbeiten auf unterschiedliche Art und Weise mit dem Körper, um ihm seine Schmerzen zu nehmen.

Bestimmte Schmerzmittel, wie zum Beispiel Aspirin, oder Ibuprofen, arbeiten mit den Enzymen, die unser Körper produziert. Andere Schmerzmittel, wie zum Beispiel Paracetamol, arbeiten direkt mit dem Gehirn, um den Schmerz auszuschalten. Deshalb ist es auch unbedingt anzuraten, rezeptpflichtige Medikamente, die hauptsächlich Opiate enthalten, nur unter ärztlicher Aufsicht einzunehmen. Meistens werden solche Mittel in Form von Pillen eingenommen. Es gibt aber auch Schmerzmittel, die injiziert werden. Wenn jemand Probleme mit dem Schlucken von Tabletten hat, können manche sogar zerkleinert und als Puder aufgelöst werden.

Bei Opiaten sollte man wirklich vorsichtig sein, denn man kann sie schnell überdosieren und sie können sogar tödlich sein. Diese Opiate arbeiten ziemlich geschickt, indem sie sich an bestimmte Eiweiße heften, die man im Gehirn, im Rückenmark oder im Magendarmtrakt vorfindet. Wenn sie sich dort eingenistet haben, verändert sich das Schmerzempfinden der Person. Diese Art von Medizin beeinflusst auch den Teil des Gehirnes, der für das Wohlbefinden zuständig ist. Viele werden deshalb davon abhängig, weil es ein angenehmes Hochgefühl auslöst. Es kann aber auch ganz plötzlich Ihre Atmung behindern, weshalb diese Art von Medikamenten ziemlich gefährlich ist.

Steroide, die man hauptsächlich gegen Entzündungen und Asthma verwendet, arbeiten auf eine andere Art und Weise. Sie animieren die Zellen dazu, mehr Eiweiß zu produzieren. Sie wandeln sich um, bevor sie die Leber erreichen und sind deshalb besser für den Körper verträglich. Das ist auch ein Grund, warum diese Patienten immer einer Kontrolle der Leber unterzogen werden, wenn sie diese Präparate langfristig zu sich nehmen.

Auch Steroide können abhängig machen!

Generell verursachen fast alle Medikamente Störungen in unserem Körper. Viele davon verursachen Probleme mit dem Magen oder den Verdauungsorganen. Sogar das harmlose Aspirin kann Magenulcus verursachen. Je nachdem wie empfindlich der Patient ist.

Ich nehme auch Medikamente zu mir, wenn es erforderlich ist. Mit diesem Thema will ich nur drauf hinweisen, dass es für leichtere Beschwerden auch pflanzliche Varianten gibt.

KAPITEL 5

Nehmen Wir die Schmerz Alternativmedizin unter die Lupe

Ich schlage nicht vor, dass eine kranke Person nicht zum Arzt gehen sollte, ich schlage nur vor, dass man sich auch mit den Alternativen Varianten auseinandersetzen sollte.

Wir sollten für alles offen sein und die beste Kombination wäre sicherlich die klassische Schulmedizin, kombiniert mit der Alternativmedizin. Man sollte das Beste von beiden Seiten herausnehmen, zum Wohle des Patienten.

Hier liste ich Ihnen einige der bekanntesten Schmerzkiller auf Alternativbasis auf. Ich finde diese Möglichkeiten toll. Jeder kann sie anwenden und sie schaden dem Körper nicht. Der einzige Nachteil ist, dass alternative Methoden nicht so rasch wirken wie medikamentöse Schmerzmittel. Vielleicht versuchen Sie es zuerst mit den alternativen Mitteln, bevor Sie zu Medikamenten greifen.

Gehen Sie in den Schmerz:

Diese Übung ist eine Übung, die sich über das Unterbewusstsein auswirkt. Wenn sie den Schmerz akzeptieren sollten, nimmt er Besitz von Ihnen ein. Meistens empfinden Wir den Schmerz als schlimmer, wenn wir einlenken und resignieren. Diese Technik wird Ihnen nicht den Schmerz nehmen, aber wenn Sie sich auf den Schmerz einlassen und es ihm erlauben, durch Ihren Körper zu fließen, können sie mit dem Schmerz arbeiten.

Atmen Sie den Schmerz weg:

Tiefe Atemübungen sind eine andere Technik, um mit dem Schmerz umzugehen. Schließen Sie Ihre Augen und atmen Sie tief durch Ihre Nase, wobei Sie den Mund geschlossen halten. Lassen Sie den Atem durch Ihren Körper gleiten, bis Sie den Atem in Ihrer Bauchgegend spüren. Verfolgen Sie den Atemfluss. Konzentrieren Sie sich auf die Stelle des Schmerzes und leiten Sie den Atem zu dieser Stelle. Es wird Sie einige Anläufe kosten, bis Sie es schaffen werden, aber es lenkt Sie ab und die Konzentration richtet sich auf die Beseitigung des Schmerzes.

Dehnen Sie Ihr Gesicht und das Kiefer:

(besonders bei Gesichts-, Genick-, sowie Schulterschmerzen)

Öffnen Sie Ihren Mund soweit Sie Ihn aufbekommen, versuchen Sie ihn noch etwas weiter aufzumachen. Sobald Sie den Muskel im Kiefer spüren und ein Kribbeln im Kopf spüren, entlasten Sie den Kiefer. Das kann anfangs etwas schmerzhaft sein, später jedoch wird es eine Erleichterung für Sie sein.

Als nächstes stülpen Sie Ihre Lippen über Ihre Zähne und dehnen damit die Lippenmuskeln. Sie bewegen den Kiefer in alle Richtungen.

Selbstmassage:

Nehmen Sie den zweiten und dritten Finger Ihrer Hand und massieren Sie kreisförmig das Feld des Schmerzes. Dies funktioniert auch in der Gegend der Organe, sollten diese schmerzen. Danach pressen Sie den Daumen genau auf den Punkt des Schmerzes. Bei Tiefenschmerz funktioniert es mit dem Daumen besser. Es wird anfangs ziemlich schmerzen, aber die Erlösung erfolgt bald und der Schmerz wird sich verflüchtigen. Kombinieren Sie diese Massage mit der bereits besprochenen Atemtechnik.

Heiße Dusche:

Nehmen Sie eine heiße Dusche. Das Wasser sollte so heiß wie möglich sein. Sodass es gerade noch erträglich ist. Das heiße Wasser wirkt krampflösend und entspannt. Hier können Sie ebenfalls die Fingermassage anwenden.

Sex:

Ist Sie jetzt total verrückt?

Nein, es ist erwiesen, dass sexuelle Aktivitäten gewisse Schmerzarten vertreiben. Körperliche Entspannung hilft beim loslassen des Schmerzes. Auch wenn Sie es sich zurzeit nicht ganz vorstellen können, unter Schmerzen an Sex zu denken, probieren Sie es aus. Sex produziert schmerzlindernde Stoffe und nimmt Ihnen die Gedanken an den Schmerz. Sollten Sie keinen Partner haben gibt es andere Wege! Sie wissen sicher was ich meine.

Gehen:

Sollten Sie in der Lage sein, sich zu bewegen, machen Sie einen Spaziergang. Jeden Tag ungefähr 20 bis 30 Minuten. Es fördert die Zirkulation des Blutes und hat einen schmerzlindernden Effekt.

Zählen:

Die Naturwissenschaft behauptet, dass das rückwärts Zählen, also das Zählen von 100 auf 0, einen Schmerznachlass produziert. Patienten die von 100 auf 0 rückwärts gezählt haben, konnten beobachten, dass der Schmerz weniger wurde. Ich wiederum vermute, dass wenn man sich einfach auf etwas anderes intensiv konzentriert, abgelenkt ist und den Schmerz kurzzeitig vergisst. Dies wurde bei einer Injektion ausgetestet, 46 von 50 Personen, die gezählt haben, konnten sich an den Einstich bei der Injektion nicht mehr erinnern.

Speichel:

Speichel wurde ein schmerzlindernder Effekt nachgewiesen, der sechsmal so stark sein sollte wie Morphium.

Einige dieser Praktiken könnten eventuell nicht Ihren Geschmack treffen. Ganz egal, was Sie mögen, oder auch nicht, finden Sie das Richtige für sich heraus und versuchen Sie es anzuwenden. Es gibt keine Garantie, dass alle Praktiken bei Ihnen wirken. Sie können es nur ausprobieren.

Wärme:

Bei einigen Schmerzen hilft Wärme den Schmerz zu vertreiben. Bei Rückenschmerzen zum Beispiel hilft ein Wärmewickel hervorragend, da die Wärme die Muskulatur entspannt und die Verspannung löst. Ebenso hilft ein Vollbad mit heißem Wasser.

KAPITEL 6

Verschiedene Kräuterheilmittel

Hier ist eine Auflistung von natürlichen Substanzen, die gegen Schmerzen hilfreich sein könnten.

Fischöl:

Zuerst behandeln wir das Fischöl. Tran, oder auch Fischöl genannt, ist ein aus dem Fettgewebe von Meeressäugetieren gewonnenes Öl. Es wird aus Walen, Robben oder anderen Fettfischen durch Erhitzen, Auspressen oder einfach nur durch einfaches Ausklopfen erzeugt. Diese Art von Fett verhindert die Bildung von Entzündungen nicht nur alleine durch Ihren Omega-3-Fettgehalt, sondern auch durch den reichhaltigen Vitamin-D-Gehalt.

Olivenöl:

Bei Olivenöl wurde eine natürliche Substanz gefunden, die wie das Medikament Ibuprofen wirkt. Der Wirkstoff Oleocanthal, der erstmals in Olivenöl entdeckt wurde, wirkt entzündungshemmend und schmerzstillend. Bei Kopfschmerzen allerdings, wurde diese Wirkung nicht festgestellt.

Arnica:

Dieses Kraut ist eine europäische Pflanze. Sein Heilmechanismus ist nicht ganz geklärt, aber es hat eine heilende Wirkung. Die orale Einnahme von Arnicatropfen ist bei einer Mandeloperation sehr hilfreich. Es dämmt die Schwellung nach einer Operation. Sie können Arnica auch in die Haut einreiben und so verschiedenste Schmerzen kurieren.

Aquamin:

Die aus Algen abgeleitete Substanz ist reich an Kalzium, Magnesium und 74 anderen Mineralien, wie Zink, Eisen oder Selen. Die rote Alge ist ausschließlich an der Westküste von Irland und Island beheimatet. Wird gerne bei Knochen- oder Gelenksproblemen eingesetzt.

Arabischer Weihrauch:

Diese Art von Gewächs ist ein Pflanzengewächs, das zur Gattung der Balsambaumgewächse gehört. Findet man hauptsächlich in Somalia, Oman oder im Jemen. Er ist ein kleiner, laubloser Baum mit dicken Ästen. Wird gerne bei rheumatischen Beschwerden oder bei Arthritis verwendet. Morgensteifheit und Schwellungen gingen bei Einnahme zurück.

Capsaicin:

Ist ein Wirkstoff, der in verschiedenen Paprikasorten vorkommt. Der Wirkstoff ist farblos und kann durch kochen oder einfrieren nicht zersetzt werden. Er hat eine antibakterielle Wirkung und ist daher konservierend. Wurde auch schon erfolgreich bei Arthritispatienten eingesetzt. Patienten im New England Center in den Vereinigten Staaten berichteten über gute Erfolge bei der Behandlung von Kopfschmerzen. Vorsicht bei Kontakt mit den Augen.

Circumin:

Circumin befindet sich in der Gelbwurzel und wird weltweit als Lebensmittelzusatzstoff verwendet. Man findet diesen Stoff in Margarine, Marmelade, Senf und Fertiggerichten. Circumin wirkt entzündungshemmend. Eine schmerzlindernde Wirkung konnte bei Patienten mit Knie-Arthrose festgestellt werden. Dieser Wirkstoff wirkt auch nachweislich gegen Darmpolypen. Nach Einnahme dieses Wirkstoffes gingen die Polypen um 60 % zurück.

Teufelskralle:

Gehört zur Familie der Glockenblumengewächse. Der Name bezieht sich auf die Form der Blüten. Diese Gewächse sind auf Europa beschränkt und wachsen meistens im Gebirge. Wird bei Arthritis erfolgreich eingesetzt. Eine deutsche Klinik konnte gute, schmerzlindernde Erfahrungen mit diesem Kraut machen.

Mutterkraut:

Ist ein Kraut aus der Familie der Korbblütler und riecht stark aromatisch. Im Mittelalter wurde dieses Kraut gegen Fieber und Kopfschmerzen häufig eingesetzt. Es wurde auch in Bezug auf Schwangerschaften eingesetzt, da es die Menstruation auslöst und die Plazenta lösen kann. Im Mittelalter war es ein gern verwendetes Schwangerschaftsabbruchmittel.

Silberweide:

Ist eine Art von Weide, die in Europa oder in Zentralasien vorkommt. Es sind schnellwachsende, kurzlebige

Baumgewächse, die relativ krankheitsanfällig sind. Die Silberweide besitzt die Fähigkeit, Schmerzen zu lindern und Fieber zu senken. Wurde schon im alten Ägypten verwendet.

Wildkirsche:

Ist eine Untergattung der Kirsche. Die Michigan State University belegt nachweislich die Studie, in der man 20 Wild- oder Sauerkirschen zu sich nimmt und die gleiche Wirkung erzielt wie bei Aspirin-Tabletten. Wird auch bei Schlafproblemen erfolgreich eingesetzt.

Kava oder Rauschpfeffer:

Kommt aus der Gattung der Pfeffergewächse. Er ist ein mildes Sedativum und leicht rauschartig. Eine Nebenwirkung kann eine vorrübergehende Taubheit der Zunge oder des Mundes sein. Der Pfeffer wird im westpazifischen Raum gerne als Zeremoniengetränk verwendet und war ursprünglich auf den Fidschiinseln beheimatet. Er sollte auf keinen Fall mit Alkohol kombiniert werden. Eine Langzeiteinnahme wurde mit Leber- und Hautschäden protokoliert.

Aloe Vera:

Wird in ganz verschiedenen Situationen innerlich wie äußerlich angewandt. Aloe Vera ist eine Pflanzenart aus der Gattung der Aloen. Der Stamm erlangt einen Umfang bis zu 30 cm. Die ursprüngliche Heimat der Pflanze liegt auf der arabischen Halbinsel. Die Pflanze wirkt abführend, dadurch wird sie auch bei Verstopfungen eingesetzt. Bei längerer Einnahme kann es deshalb zu Störungen des Elektrolythaushaltes kommen. Bei einer Überdosis kann es zu Vergiftungserscheinungen kommen, deshalb ist immer Vorsicht bei der Dosierung geboten. In flüssiger Form wird die Pflanze oft in der Kosmetik verwendet.

Kamille :

Diese Art der Korbblütler ist in ganz Europa heimisch und wächst gerne auf Äckern und Ödland. Sie ist bekannt als magenschonendes Mittel, das entzündungshemmend und magenberuhigend wirkt. Eine gute Variante für alle, die allergisch auf Ragweed oder Beifuß reagieren.

Anis:

Ist eine aus Asien stammende, heilende Gewürzpflanze. Wird zur Hustenstillung und als Blähungsstopper eingesetzt.

Gewürznelke:

Die Gewürznelke ist das bekannteste Mittel gegen Zahnschmerzen. Man platziert sie ganz nahe am Schmerzherd und zerbeißt sie anschließend.

Fingerhut:

Stark giftig, wird aber trotzdem weltweit gegen Herzschwäche eingesetzt. Kommt hauptsächlich in Europa vor.

Goji Beere:

Die Goji Beere kommt hauptsächlich in China vor. Sie ist die Frucht einer chinesischen Nachtschattenpflanze. Wird für Bluthochdruck verwendet, ist Blutzucker senkend, immunstärkend und ist die Modebeere schlechthin. Sie hat viele

Wirkungen und wird für fast alle Beschwerden eingesetzt. Zum Beispiel bei Stress, Übergewicht oder Allergien.

Trauben- Silberkerze:

Ist eine krautige Pflanze, die hauptsächlich in den Sommermonaten blüht. Es wird ihr eine hervorragende Wirkung bei Verspannungen und Muskelverspannungen nachgesagt. Sollte man dieses Kraut als Tee zu sich nehmen, hat es wiederum eine andere Wirkung und ist mit Vorsicht zu genießen. Bei Verspannungen bitte nur als Tinktur zum Einreiben verwenden.

Als Tee zu sich genommen, hat dieses Kraut eine völlig andere Wirkung. Wirkt in dieser Form gegen Wechselbeschwerden.

Acai-Beere:

Ist die Frucht einer Palme die im Amazonasgebiet beheimatet ist. Die kleinen blau-schwarzen Früchte kurbeln den Stoffwechsel an und sollen beim Abnehmen helfen.

Kümmel:

Kennt man hauptsächlich als Gewürzpflanze, hat aber auch heilende Wirkung und wird bei Verdauungsproblemen verwendet.

Coffein:

Laut des Medizinischen Archives werden bis zu 40% Coffein zu Medikamenten wie Ibuprofen, Aspirin und anderen Schmerzmitteln beigemengt. Coffein ist schmerzlindernd und belebend. Vielleicht sollten Sie beim nächsten Kopfschmerz Ihre Tablette mit Tee oder Kaffee hinunterspülen.

Leinsamen:

Als Leinsamen werden die Samen des Flachses bezeichnet. Sie schmecken nussig und enthalten bis zu 40% Fett, außerdem enthalten sie die höchste Konzentration an Omega-3-Fettsäuren. Die Samen wirken hervorragend gegen Verstopfung. Die gepulverten Leinsamen werden gerne als Umschläge verwendet.

Knoblauch:

Knoblauch gilt als Prophylaxe gegen Krebserkrankungen. Es liegt eine Studie der Iowa Frauen Gesundheitsorganisation vor, die beweist, dass Frauen, die mehr Knoblauch verzehren, weniger an diversen Krebsarten erkranken.

Weißdorne:

Die Weißdorne ist eine Gattung von kleinen Sträuchern und Gewächsen der Familie der Rosengewächse. Es gibt 200 bis 300 verschiedenen Arten dieses Gewächses. Viele Studien zeigen, dass das Gewächs der Weißdorne herzunterstützend wirkt. Vor allem bei Kreislaufproblemen ist dieses Kraut eine wirkungsvolle Unterstützung. Weißdorn steigert auch nachweislich die Konzentrationskraft des Herzens und verbessert so die Sauerstoffversorgung.

Kastanie:

An der Universität Heidelberg wurde dazu eine Studie durchgeführt. Dabei wurde festgestellt, wie gut die Kastanie gegen Venenbeschwerden wirkt. Der Extrakt der Rosskastanie dichtet die Venen von innen her ab. Die Wasseransammlungen im Gewebe werden abgebaut. Mit dem Rückgang der Ödeme gehen auch die Schmerzen zurück. Kastanien direkt vom Baum enthalten giftige Substanzen. Verarbeitete Kastanienextrakte kann man hingegen gefahrenlos verwenden.

Schachtelhalm:

Wird auch Zinnkraut genannt und gehört zur Familie der Schachtelhalme. Er ist sehr weit verbreitet. Als Heilpflanze lange Zeit vergessen, wurde der Schachtelhalm zur Reinigung verwendet. Die aromaneutrale Pflanze wird hauptsächlich bei entzündlichen Erkrankungen der Niere oder der Harnwege verwendet. Eignet sich auch hervorragend zur Behandlung von Hustenerkrankungen.

Zitronenmelisse:

Ist eine aus dem Mittelmeerraum stammende Pflanze, die den Lippenblütlern entstammt. Die Zitronenmelisse wirkt antiviral. Besonders bei Herpes kann sie dadurch gut eingesetzt werden.

Papaya:

Stammt aus der Familie der Melonenbaumgewächse und kommt aus dem tropischen Amerika. Heute wächst sie weltweit. Rohpapain, das ist der eingetrocknete Milchsaft der unreifen Früchte, wird als Medizin genützt. Die Lebensmittelbranche nutzt das Papain als Fleischweichmacher.

In der Medizin wird es als Blutbeschleuniger und als Entzündungshemmer verwendet.

Pfefferminze:

Ist eine Heil- und Gewürzpflanze, die der Gattung der Minzen entspringt. Ihre Blätter enthalten ätherische Öle und werden gerne als Teegetränk verwendet. Bei hoher Dosierung begünstigt die Pfefferminze den Fluss der Gallenflüssigkeit und erzeugt krampflösliche Wirkungen im Magenbereich. Die ätherischen Öle helfen bei Einreibung gegen Migräne, Kopf- und Nervenschmerzen. In Teeform kommt die Pfefferminze auch gegen Schlaflosigkeit und bei Nervenanspannungen zum Einsatz.

Tee:

Vergessen Sie atemerfrischende Pillen mit viel Chemie. Die Universität von Illinois hat herausgefunden, dass eine Tasse schwarzer oder grüner Tee, die gleiche Wirkung erzielt. Der Tee vernichtet die Bakterien, die für den schlechten Mundgeruch verantwortlich sind. Tee verhindert außerdem Zahnfleischprobleme die schließlich der Hauptgrund für Zahnverluste sind.

Nahrungsergänzungsmittel:

Sie helfen auch in der Schmerzbekämpfung und werden bei chronischen Schmerzen wie Arthritis oder Weichteilrheumatismus eingesetzt. Sie sind auch bei der Entstehung neuer Zellen rege beteiligt.

Apfelsäure und Magnesium:

Nimmt man diese beiden Stoffe zusammen ein, können viele Schmerzzustände gestoppt werden.

Leider kann es auch zu Nebenwirkungen kommen:

- Durchfall
- Geringer Appetit
- Bluthochdruck
- Atemprobleme

Vitamin B12:

Gute Vitamin 12 Träger sind Produkte wie Fleisch, Fisch und Eier. Leider kommt das Vitamin B 12 nicht in Früchten und Gemüse vor. Sie können auch ein Vitaminpräparat verwenden, das Vitamin B 12 enthält.

Vitamin D:

Es ist sehr schwierig, genug Vitamin D durch die Nahrung aufzunehmen. Trotzdem kommt es in Milchprodukten und fetthaltigem Fisch vor. Am einfachsten gelangen sie aber über die Sonneneinstrahlung zu Vitamin D.
Zu viel Vitamin D kann zu Übelkeit und zum Erbrechen führen.

Calcium:

Calcium ist ein chemisches Element und ein Bestandteil der Knochen. Ebenso ist es das fünfhäufigste Element der Erdgruppe. Der Mensch resorbiert ungefähr 30% des Calciums durch die Nahrung. Bei Säuglingen und jungen Leuten im Wachstum beträgt die Resorption bis zu 60%. Calcium ist enorm wichtig für den Knochenaufbau.

Folsäure:

Folsäure kommt üblicherweise in Hefe, Weizenkleie, Weizenkeimen, Kalbs- und Geflügelleber vor. In kleinen Mengen taucht sie auch in Vollkornprodukte, Blattgemüse, Avocado, Broccoli, Karotten, Spargel, Radieschen, Rucola, Spinat, Tomaten, Eigelb, Nüssen, Obst, Fisch und Fleisch vor. Folsäure ist für den menschlichen Körper essentiell und kann nicht selbst von ihm hergestellt werden. Besonders bei schwangeren Frauen ist es enorm wichtig, darauf zu achten, dass der Folsäurespiegel aufgefüllt ist.

Magnesium:

Da Magnesium für alle Organsimen unentbehrlich ist, gehört es zu den essentiellen Stoffen. Magnesium muss daher dem Körper jeden Tag zugeführt werden, um einem Magnesiummangel vorzubeugen. In allen Lebensmitteln und auch in Trinkwasser ist Magnesium vorhanden. Magnesiummangel löst beim Menschen Müdigkeit, Nervosität, sowie Muskelkrämpfe aus. Leichter Magnesiummangel kann bei schwerer Krankheit oder in der Schwangerschaft auftreten. Sollte der Körper durch die Nahrung nicht genug Magnesium bekommen, muss mit Nahrungsergänzungsmittel nachgeholfen werden.

Glucosamin:

Glucosamin ist ein Aminozucker, der im menschlichen Körper natürlich vorkommt. Er ist Bestandteil des Bindegewebes, der Knorpel und der Gelenksflüssigkeiten. Diverse Studien stellen einen knorpelschützenden Effekt fest, eine schmerzlindernde Wirkung konnte jedoch nicht festgestellt werden.

KAPITEL 7

Ayurveda Medizin

Die Gesellschaft bedient sich an einigen natürlichen Heilmethoden. In diesem Kapitel werden wir uns einer ganz speziellen Heilmethode widmen, die sich Ayurveda nennt.

Ayurveda ist eine traditionelle indische Heilkunst. Wörtlich übersetzt bedeutet Ayurveda *„Lebensweisheit"* und wird in vielen Teilen Indiens, Sri Lankas und Nepals angewandt. Es ist eine der ältesten angewandten Heilkünste, die man kennt. Ayurveda ist eine Behandlung, die sich aus Erfahrungswerten und Philosophie zusammensetzt. Sie konzentriert sich auf die menschliche Gesundheit und die menschlichen Krankheiten.

Ayurveda setzt sich zusammen aus:

- Massage und Reinigungstechniken
- Ernährungslehre
- Spirituelle Yogapraxis
- Pflanzenheilkunde

Die ayurvedische Lehre geht davon aus, dass die Gesundheit sich nur über folgende Dinge abspielt: Körper, Seele, Geist und Verstand. Äußere und innere Einflüsse können für ein fehlendes Gleichgewicht im Körper sorgen. Das Ziel der ayurvedischen Medizin ist die Vermeidung von Krankheiten in dem man versucht, den Verursacher der Krankheiten zu verstehen. Dazu gibt es eine Reihe von Behandlungen, die vor allem dem Körper dabei helfen sollen, wieder ins richtige Gleichgewicht zu gelangen.

Die Ayurvedamedizin besteht aus verschiedenen Einteilungen, man beginnt mit der körperlichen Untersuchung und erstellt danach einen Ernährungsplan.

Einige Empfehlungen der Ayurvedamedizin werde ich Ihnen unten aufführen:

- Nur bei Hunger essen

- Erst wieder essen, wenn die letzte Mahlzeit verdaut wurde

- Die Hauptmahlzeit wird mittags eingenommen, da sie zu dieser Zeit am besten Verdaut wird

- Nie in Eile essen, nie im Stehen essen, oder in einer getrübten Stimmung essen

- Sich niemals völlig satt essen, maximal zwei Hände voll

- Frische, saisonale Lebensmittel essen

- Wasser abgekocht, nie eiskalt trinken oder Kräutertee trinken

- Alle Geschmacksrichtungen in einer Mahlzeit zu sich nehmen (diese wären: süß, sauer, salzig, scharf, bitter)

- Keine natürlichen Bedürfnisse unterdrücken (wie zum Beispiel, Stuhlgang, Winde, Aufstoßen, Gähnen, oder Weinen)

In der Ayurveda-Lehre ist Fleisch und Alkohol erlaubt.

In Indien und Sri Lanka müssen Ayurvedaärzte ein medizinisches Studium absolvieren. Diese Ausbildung dauert mindestens fünf Jahre, erst danach können sie sich zu Ayurvedaärzten ausbilden lassen. Wie man also sieht eine sehr aufwendige und lange Ausbildung. Bereits nach dem Bachelorstudium besitzt man das Recht, ayurvedische Anwendungen zu praktizieren. Ayurvedaarzt ist man erst nach erfolgreichem Abschluss des Masterstudiums.

In der Typologie der Ayurvedamedizin spricht man von drei unterschiedlichen Lebensenergien, die DOSHAS genannt werden:

- VATA = Wind, Luft und Äther (das Bewegungsprinzip)

- PITTA = Feuer und Wasser (das Stoffwechselprinzip)

- KAPHA = Erde und Wasser (das Strukturprinzip)

Dosha bedeutet im übersetzten Prinzip „Fehler" und Fehler kommen in jedem Organismus vor. Diese drei Energien müssen sich immer im Gleichgewicht halten, nur so kann der Körper schmerzfrei und gesund leben.

Jeder Mensch hat unterschiedliche Mengen von Doshas in sich, deshalb ist auch die Behandlung für jeden Menschen anders und individuell. Ayurvedamedizin beansprucht oft viele Gespräche um genau herauszufinden, welche Doshas angegriffen sind.

Hier liste ich Ihnen einige Ayurvedabehandlungen auf, die Sie auch zu Hause anwenden können:

Ayurveda Einläufe:

Es gibt drei Arten von Einläufen.

- Öleinläufe:
  Hier verwendet man eine Schale warmes Wasser, Sesamöl oder irgendein anderes Öl.

- Abgekochte Einläufe:
  Hierbei verwendet man Kräutertee, welcher normalerweise getrunken wird. Dieser wird hier rektal verwendet.

- Nahrungseinläufe:
  Hierbei wird warme Milch, Fleischbrühe oder Knochensuppe verwendet.

Die Ayurvedamedizin bezeichnet Einläufe als äußerst wichtig, da sie den Körper reinigen und somit viele Krankheiten aus dem Körper schwemmen. Hier reden wir von Beschwerden im Rücken, Rheumatismus, Arthritis, Nervosität, chronisches Fieber, Verkühlung, Nierensteine, Herzstechen, Genickschmerzen, sowie Hyperaktivität.

Hier ein Rezept für einen Basiseinlauf der Ayurvedamedizin:

Wasser, Öl, etwas Honig, Anissamen, Salz.

Kochen Sie den Anissamen in etwas Wasser und mischen Sie die anderen Zutaten hinzu. Wenn die Flüssigkeit lauwarm ist, füllen Sie sie in den Einlaufbeutel. Legen Sie sich seitlich in die Badewanne und führen Sie die Flüssigkeit rektal in den Körper ein. Versuchen Sie die Flüssigkeit für 30 Minuten in sich zu behalten, wenn es möglich ist auch länger.

Konsultieren Sie einen Arzt bevor Sie sich einen Einlauf verabreichen. Einläufe sollen auf gar keinen Fall bei Rektalverletzungen oder Rektalblutungen verwendet werden. Öleinläufe sollten nicht bei Husten, Kurzatmigkeit, Anämie, bei zu hohem Alter oder bei Kindern unter 7 Jahren angewendet werden.

KAPITEL 8

Traditionelle chinesische Medizin

Als traditionelle chinesische Medizin bezeichnet man die Medizin, die in China seit mehr als 2000 Jahren betrieben wird. Sie umfasst den asiatischen Raum, besonders wird sie in Japan, Korea und Vietnam angewandt.

Die chinesische Medizin beinhaltet neben Arzneimitteltherapie auch Akupunktur und Erwärmung der Akupunkturpunkte. Zusammen mit Massagetechniken und Bewegungsübungen wird diese Art von Medizin auch gerne in Europa angewandt. In der chinesischen Medizin gibt es mehr als 515 Einzeldrogen, die der Behandlung dienen. Die einzigen in Europa bekannten Präparate sind Präparate der Muschelschale.

Akupunktur wird in Europa nur begrenzt anerkannt, es gilt noch immer als Alternativheilmethode. Für die Behauptung, dass man über spezifische Punkte an der Körperoberfläche auf innere Zustände und Organe Einfluss nehmen kann, gibt es keinen wissenschaftlichen stichhaltigen Beweis. Die Chinesische Medizin ist wie schon erwähnt nur begrenzt anerkannt. In Deutschland wird zum Bespiel seit 2007 die Akupunktur, bei chronischen Schmerzen der Lendenwirbelsäule und des Kniegelenkes als Kassenleistung vergütet.

In Österreich zum Beispiel können Ärzte ein Diplom für chinesische Diagnostik bei der Österreichischen Ärztekammer erwerben. In Wien gibt es sogar eine Privatuniversität die sich der chinesischen Medizin verschrieben hat.

Die chinesische Medizin basiert auf dem Gleichklang zwischen **Yin und Yang** und dem Gleichklang der Elemente **Feuer, Erde, Wald, Wasser und Metall**. Sind die Gegensätze Ying und Yang nicht im Gleichgewicht, entstehen Krankheiten. Die chinesische Medizin bringt wieder Einklang in den Körper und verhilft zum Wohlbefinden. Durch den Uneinklang entstehen Blockaden im Körper und QI kann nicht fliesen. Dies wiederum führt zu Krankheiten und Unwohlsein.

In der chinesischen Medizin werden außer der Akupunktur noch Behandlungsmethoden mit Diäten, Kräutertherapie, oder Massagen verfeinert.

Schmerz wird als eine Art Blockade des QI bezeichnet.

Was ist nun **QI**? Qi bedeutet Energie, Atem oder Fluidum, kann aber auch Luft, Gas, Dampf, sowie Hauch heißen. Qi bezeichnet ebenso die Emotionen eines Menschen.

Leider gab es auch Berichte von Vergiftungsschäden bei Anwendung verschiedenster chinesischen Heilmittel. Der Handel mit diesen Heilmitteln erfolgt hauptsächlich über den Schwarzmarkt. Der Begriff für diesen Sektor ist die VOLKSMEDIZIN, die nur zum Teil auf Erkenntnisse, zum Teil auf Aberglauben beruht. Deshalb sollte man sich genauestens informieren, ob diese Behandlungen für einen passend sind.

Angelica dahurica:

Ist eine Pflanze die aus Sibirien, Russland, Mongolei, Japan, Korea und Taiwan stammt. Sie wird oft in der chinesischen Medizin verwendet. Es werden diesem Kraut heilende Wirkungen nachgesagt. Wird bei Kopfschmerzen und anderen Schmerzen eingesetzt.

Artemisia scoparia:

Dieses Kraut findet ebenso Anwendung in der chinesischen Medizin. Es hat eine harntreibende und entgiftende Wirkung.

Leonurus japonicus:

Ist eines der 50 Grundkräuter der chinesischen Medizin. Wurde früher als postnatale Blutstillung bei Kaiserschnitten eingesetzt. Wächst hauptsächlich in Asien.

Rheum palmatum:

Ist ein Rhabarber artiges Gewächs. Wird hauptsächlich gegen Verstopfungen angewendet.

Salvia miltiorrhiza:

Gehört zur Pflanzenart des Salbeis. Wird in der chinesischen Medizin hautsächlich gegen Herz-Kreislaufbeschwerden, sowie Durchblutungsstörungen verwendet.

Hier habe ich Ihnen nur einige Heilkräuter aufgezählt, wie schon gesagt die chinesische Medizin arbeitet mit vielen hunderten Wirkstoffen.

KAPITEL 9

Die Verbindung zwischen Diät und Schmerz

Es besteht definitiv eine Verbindung zwischen einer Diät und den dadurch verschwindenden Schmerz. Meistens ist ein Schmerz irgendeine Art Entzündung eines Stoffes. Andere Symptome, die durch eine Entzündung entstehen können sind Schwellungen, Rötungen, Bewegungseinschränkungen, die bis zur Bewegungsunfähigkeit gehen können.

Entzündungsauslösende Nahrungsmittel machen genau das, was der Name aussagt, sie lösen im Körper Entzündungen aus.

Es wurde festgestellt, dass gewisse Nahrungsmittel bei einigen Personen Entzündungen hervorrufen. Zu diesen Lebensmitteln zählen Junkfood, fettes Essen, zu stärkehaltiges Essen und sehr zuckerhaltiges Essen. Ebenso gilt das für Würste oder Hot Dogs, oder alle Transfette. Zucker ist der eigentliche Feind des Menschen. Er ist leer, enthält nichts, was der Körper gebrauchen könnte und macht ganz nebenbei noch dick. Nachtschattengewächse sind auch für einige Personen ziemlich schwer verträglich. Kartoffel und Tomaten können bei manchen Personen ebenso Probleme verursachen.

Nachtschattengewächse haben ein chemisches Alkaloid in sich, welches sich Solanin nennt. Solanin ist eine Art schwaches Pflanzengift. Die Vergiftungserscheinungen äußern sich in Übelkeit und Magenverstimmungen. Das heißt aber nicht, dass jede Person empfindlich darauf reagiert, die meisten vertragen Nachtschattengewächse ganz gut.

Die richtigen Fette:

Es gibt Fette die bezeichnet man als die richtigen Fette. Diese Fette reduzieren und verhindern Entzündungen im Körper. Lebensmittel mit einem hohen **Omega-3**-Gehalt beinhalten eines dieser Fette, welches dem Körper gut tut. Dieses Omega 3 findet man in fetthaltigen Fischen, Walnüssen, Samen und Kürbiskernen. Für Personen, die keinen Fisch zu sich nehmen oder diese Art von Lebensmittel nicht bevorzugen, ist es möglich, Omega 3 in Form von Vitaminpillen zu sich zu nehmen. **Olivenöl** ist ein weiteres gutes Öl, das für die Entzündungshemmung zuständig ist. Sie können Olivenöl zum Kochen verwenden, oder Sie verwenden es zum Salat, oder zum Eintunken von Brot. **Reiskleie**, **Traubensamen**, oder **Walnussöl** sind auch sehr wertvolle Öle, die Sie unbedingt probieren sollten. Alle diese Öle oder Lebensmittel sind entzündungshemmend.

Hier sind einige Lebensmittel die Omega 3 in sich haben:

- Anschovis
- Edelfische
- Katzenhai
- Hering
- Makrele
- Sardinen
- Lachs
- Stör
- Tunfisch
- Eier
- Haselnüsse

- Verschiedene Samen
- Pekannuss
- Kürbiskerne
- Spinat
- Walnüsse

Eiweiß:

Unser Körper braucht Eiweiß, um gesunde Stoffe für unseren Körper zu produzieren. Gutes Eiweiß kommt in magerem **Fleisch** und **Fisch**, **Meeresfrüchte**, **Hülsenfrüchten** und **Samen** vor. Es ist erwiesen, dass man rotes Fleisch meiden sollte. Wenn Sie trotzdem nicht auf rotes Fleisch verzichten wollen, sorgen Sie dafür, dass es gesunde und grasgefütterte Tiere sind, die Sie verzehren.

Andere Eiweißlieferanten sind **Sojabohnen**, **Tofu** oder **Sojamilch**. Diese drei Lebensmittel sind in der Lage, Entzündungen vorzubeugen oder sie zu bekämpfen.

Nüsse und Samen:

Haselnüsse, **Erdnüsse**, **Sesamsamen**, sowie **Sonnenblumenkerne** sind gute Quellen von Tryptophan. In verschiedenen Tests wurde festgestellt, dass Personen die tryptophanhaltige Lebensmittel zu sich genommen haben, binnen einer Stunde weniger Schmerzen hatten. Andere Lebensmittel die tryptophanhältig sind: **Sojamilch**, **Tofu**, **Meeresfrüchte**, **ganze Körner**, **Bohnen**, **Reis**, sowie **Humus**.

Anti-Aging bei Lebensmittel:

Es ist bewiesen, dass Obst und Gemüse dem Altern sehr entgegen wirkt. Obst und Gemüse haben Antioxidantien in sich und verhindern das schnelle Altern. Oxidativer Stress gilt als mitverantwortlich für den Alterungsprozess und wird mit der Entstehung von vielen Krankheiten in Zusammenhang gebracht. Deshalb ist es sehr ratsam, Obst und Gemüse in den täglichen Ernährungsplan einzubauen. Antioxidantien beugen auch Entzündungen vor. **Spargel, Broccoli, Tomaten, Kohl, Kraut, Wassermelonen, Avocados, Pfirsiche, Grapefruits und Orangen besitzen sehr viele Antioxidantien.** Weitere Antioxidantien finden Sie in **Zitrusfrüchten, Kiwis, Beeren oder Tomaten.** Diese Lebensmittel beinhalten viel Vitamin C und E. Beachten Sie bitte den Warnhinweis für Nachtschattengewächse, die einige Menschen nicht gut vertragen.

Trauben:

Trauben sollen angeblich die gleiche Wirkung wie Aspirin haben. Der Wirkstoff Resveratrol ist dafür verantwortlich. Resveratrol ist ein in Alkohol und Ölen gut löslicher und in Wasser gering löslicher, weißer Feststoff, der in Pflanzen vorkommt. Dieser Wirkstoff ist entzündungshemmend und schmerzstillend. Studien haben positive Auswirkungen bei Arteriosklerose, Herzkrankheiten, Alzheimer, Arthritis oder Autoimmunkrankheiten zeigen können.

Beeren:

Beeren sind ebenfalls eine gute Wahl, wenn es um die Schmerzlinderung geht. Vor allem Blaubeeren und Erdbeeren, welche Anti-Entzündungshemmer, sowie Antioxidantien in sich tragen, sind zu empfehlen.

Orangen:

Die Universität von Manchester fand heraus, dass Beta Cryptoxanthin, welches in Orangen, Marillen, Nektarinen, Papaya, Pflaumen, sowie Wassermelone vorkommt, Entzündungen deutlich verbessert. Cryptoxanthin ist ein natürliches Carotinoid-Pigment. Im menschlichen Körper wird Cryptoxanthin umgewandelt und ist daher ein Provitamin A. Ein Artikel im Amerikanischen Journal Clinical Nutrition erklärt, dass schon ein Glas Orangensaft einen Unterschied zeigt.

Kohlenhydrate und Ballaststoffe:

Die meisten Kohlenhydrate, die wir zu uns nehmen, sollten Vollkornprodukte sein. Weiteres sollten Sie von Obst und Gemüse gewonnen werden. Das Brot, sowie die Nudeln, die Sie verzehren, sollten hauptsächlich Vollkornprodukte sein. Vollkorn ist ein hervorragender Ballaststoffträger und sehr wertvoll für Ihren Körper. Vor allem bei einer Diät sollten Sie strikt auf diese Hinweise achten. Grünes Gemüse und farbenfrohes Obst sollten ebenfalls in Ihrem Speiseplan nicht fehlen. All diese Lebensmittel sind Entzündungshemmer und diese sind wiederum für Ihren Körper unverzichtbar.

Artischocken:

Sie sind reich an Vitaminen, Eisen und Magnesium. Der Bitterstoff Cynarin kann Cholesterin senkend wirken und die Gallensteinbildung verhindern. Die fleischigen

Artischockenböden werden bei uns immer mehr zur Delikatesse.

Knoblauch:

Hat einen hohen Sulfidgehalt mit wahrscheinlich hoher Krebsvorbeugungswirkung. Er war schon im alten Ägypten als Heilmittel im Einsatz. Er wirkt bei Verstopfungen, Blähungen, Bluthochdruck, hohem Cholesterin, Durchblutungsstörungen sowie zur Stärkung von Herz und Kreislauf.

Zwiebel:

Enthalten Sulfide, von denen man vermutet, dass sie stark krebsvorbeugend sein sollen. Sie werden in der Medizin zur Vorbeugung von Infektionen und zur Desinfektion von Mund- und Rachen verwendet. Auch kann die Zwiebel bei Zahnschmerzen, als Wickel von außen gut eingesetzt werden.

Weiter Lebensmittel die Antioxidantien in sich tragen:

- Marillen
- Nektarinen
- Orangen
- Papaya
- Pfirsich
- Pflaumen
- Datteln
- Kürbis
- Wassermelone

- Preiselbeeren
- Blaubeeren
- Trauben

Topfen oder Quark:

Zählt schon lange zu den wirklich wirksamen Hausmitteln. Ein Quarkwickel hat eine abschwellende, entzündungshemmende Wirkung. Wird gerne auch bei Insektenstichen, Sonnenbrand und bei Schwellungen verwendet. Bei entzündlichen Vorgängen wird durch den Quark die Wärme abgeleitet und Schmerzempfindlichkeit herabgesetzt.

Honig:

Ist ein hervorragendes Wundheilmittel. In Deutschland verwenden einige Kliniken Honig zur unterstützenden Wundheilung. In der Praxis gibt es leider zu wenig Erfahrungsberichte, trotzdem ist die Wirkung unumstritten. Personen die den Honig als Wundheiler Ausprobiert haben, berichten von einer schnelleren Wundheilung.

Vanille:

Vanille enthält Eugenol, ein ätherisches Öl, das antiseptische Wirkung mit sich bringt und daher schmerzlindernd wirkt. Wirkt hervorragend bei Kopfschmerzen, da es die Blutgefäße freimacht.

Wasser:

Wasser wird von vielen als Allheilmittel gehandelt. Wasser soll so viele Wirkungen haben, dass man gar nicht alle aufzählen kann. Laut Erfahrungsberichten verschwindet Kopfschmerz bei Zufuhr von großer Menge Wasser. Bei akutem Kopfschmerz nehmen Sie sofort einen halben Liter, bis zu einen Liter Wasser zu sich. Die Kopfschmerzen verschwinden normalerweise in der nächsten halben Stunde. Bei besonders hartnäckigem Kopfschmerz kann es auch etwas länger dauern.

Hier eine kurze Information zur Lebensmittelpyramide:

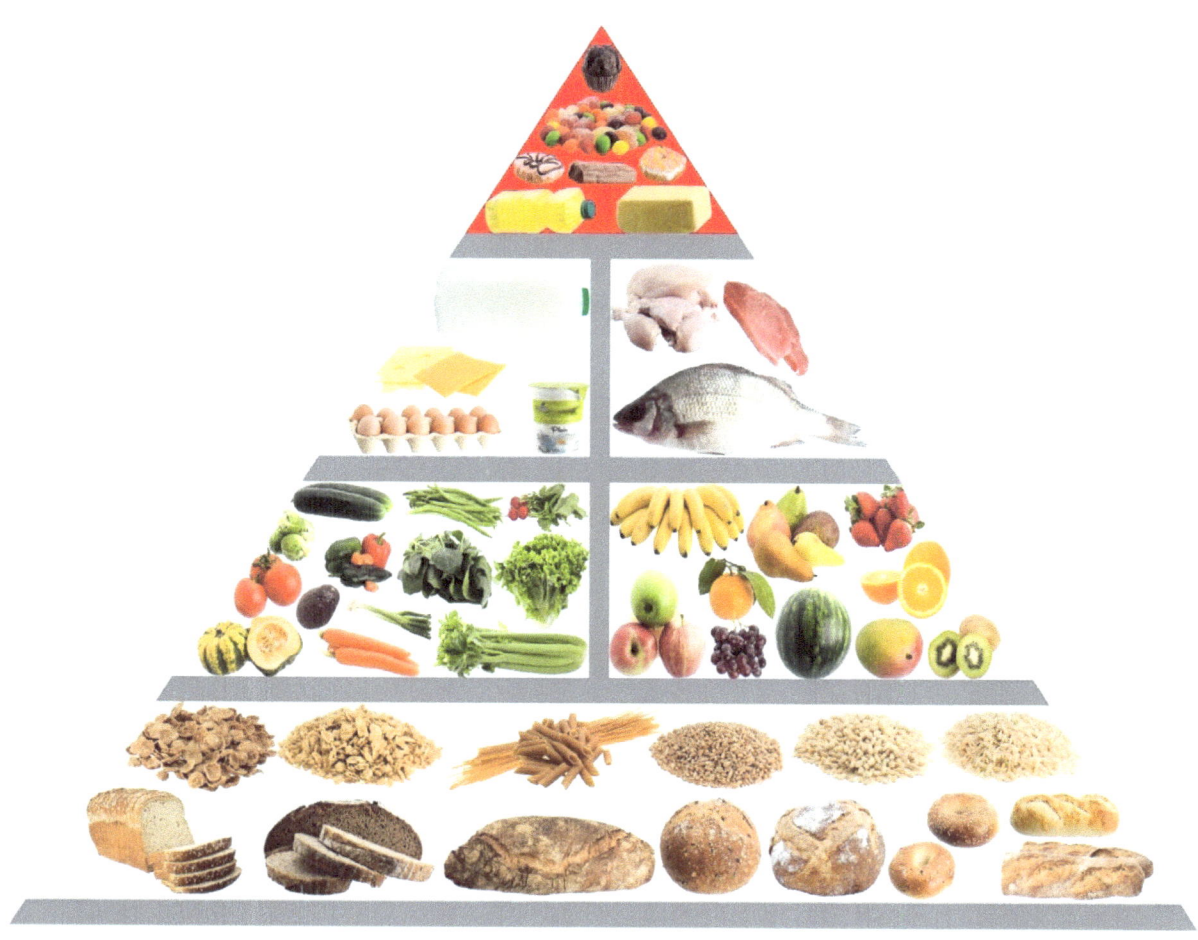

KAPITEL 10

Das angebliche Wundermittel MMS

Angesäuertes Natriumchlorit ist ein wirksames Mittel, das bei Malaria, Blutvergiftungen und selbst bei schwierigen Infektionen helfen kann. Es ist jedoch ratsam, die Einnahme mit anderen Naturheilverfahren zu kombinieren, um das Gleichgewicht im Körper wiederherzustellen.

MMS ist in einigen Onlineportalen erhältlich. Es besteht aus Natriumchlorit und 50% Zitronensäure. Natriumchlorit wird derzeit als wahres Wundermittel gehandelt. Es hat eine hohe antimikrobielle Wirkung. Der Entdecker Jim Humble berichtet von einer Studie, bei der 75.000 mit MMS behandelte Malariapatienten innerhalb eines Tages geheilt wurden.

Das sogenannte MMS wird zur Wasseraufbereitung schon viele Jahre lang verwendet. Es riecht nach Chlor und soll das effektivste universal einsetzbare Mittel gegen Parasiten aller Art sein. Nebenbei werden die gutartigen Bakterien unserer Darmflora nicht angegriffen. Der einzige Rückstand der übrig bleibt ist Salz.

Selbst in der herkömmlichen Medizin, lange vor Jim Humbles Entdeckung, wurde Chlordioxid zur Sterilisation roter Blutkörperchen vor einer Transfusion eingesetzt.

Eine schwach konzentrierte Lösung ist von der amerikanischen Zulassungsbehörde genehmigt worden und in vielen Ländern als Mundwasser erhältlich. Auch in einigen Zahnpastasorten ist Chlordioxid enthalten. In der Online Enzyklopädie WIKIPEDIA ist über Natriumchlorit zu lesen, dass durch Hinzufügen einer schwachen Säure Chlordioxid generiert wird.

SCD = stabilisiertes Chlordioxid wird als Breitbanddesinfektionsmittel eingesetzt, derzeit gegen alle MRSA Stämme, Legionellen und das Norovirus. Falls man kein MMS zur Verfügung hat, könnte man das entsprechende Mundwasser verwenden, nur um das Zehnfache erhöht. Ein Milliliter Mundwasser entspricht ungefähr zwei Tropfen MMS.

Die Entdeckung und die erste Entwicklungsphase der MMS-Therapie wurden von Jim Humble 2008 veröffentlicht. MMS wird aktiviert indem auf einen Tropfen MMS je fünf Tropfen Säure gegeben werden. Dadurch wird das Chlordioxid freigesetzt. Ursprünglich wurde Zitronensaft oder Essig verwendet, heute wird für gewöhnlich 10%ige Zitronensäurelösung genommen.

Bei der oralen Therapie wird nach den Tropfen das Glas mit Wasser bis zur Hälfte oder ganz aufgefüllt. Nun kann die Lösung getrunken werden. Sie können das Glas auch mit Fruchtsaft auffüllen, nur bitte nicht mit Orangensaft. Die Beimengung von Vitamin C ist nicht ratsam. Der anfänglich stark übelriechende Geruch dürfte sich nach dem Auffüllen des Glases aufgelöst haben.

Bei Erkältungen tötet Chlordioxid die Viren ab, unterbindet aber nicht die durchaus vorteilhafte Schleimbildung. Dieser Schleim kann mit der Zuckerkur schnell entfernt werden. Behalten Sie einen Löffel Raffinadezucker im Mund, bis er sich aufgelöst hat und spucken Sie den Zucker wieder aus. Wiederholen Sie das Ganze ein bis zwei Stunden lang. Der Zucker zieht Schleim und Lymphe aus den Lymphknoten und reinigt so nach und nach die Kopfhöhlen.

Bei Grippe empfiehlt man: ein bis zwei Tage lang hohe Dosen MMS zu sich zu nehmen und anschließend dazu überzugehen, große Mengen von Antioxidantien zu sich zu nehmen.

Einige Virusinfektionen lassen sich mit MMS gut behandeln. Bei anderen dagegen, wie Hepatitis C oder HIV, zeigt sich zwar eine

Verbesserung, doch insgesamt sind diese Erkrankungen hartnäckiger.

Natürlich dürfen auch die Nebenwirkungen dieses Mittels nicht verschwiegen werden. Neben Übelkeit kann es auch hin und wieder zu Entzündungen im Körper kommen. Auf lange Zeit sind solche Entzündungen positiv für den Körper, auch wenn sie momentan unangenehm sind, meint der Entdecker.

Wenn Sie sich genauer über diese Heilungsmethode informieren wollen gibt es ausreichend Information mittels Fachbüchern zu diesem Thema.

Hinweis:

Haftungsausschluss:

Auch aus einer Vielzahl von einzelnen positiven Erfahrungen kann man ohne eine Studie keine allgemeine Heilaussage- oder Heilversprechen ableiten. Alles geschieht immer in Eigenverantwortung. Selbsttherapie birgt Gefahren und sollte immer nur unter Anleitung oder Beobachtung eines Arztes oder Heilpraktikers geschehen, der sich auch mit alternativen Methoden und Mitteln auskennt.

"

Bei Fragen wenden Sie sich gerne an
Kristindemar@gmx.at